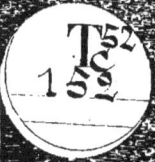

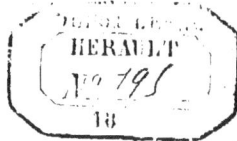

ANALYSE CHIMIQUE

DES VINS

DU

DÉPARTEMENT DE L'HÉRAULT

DE LA RÉCOLTE DE 1889

PAR

L. ROOS

Pharmacien, ancien préparateur et lauréat de la Faculté de médecine
et de pharmacie de Bordeaux, ancien préparateur à la Station agronomique de la Gironde.

G. GIRAUD

Chimiste, ancien pharmacien de la marine.

E. DAVID

Chimiste, ancien élève de l'École de physique et de chimie de Paris.

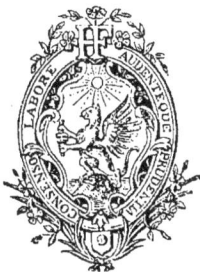

MONTPELLIER

IMPRIMERIE CENTRALE DU MIDI

(HAMELIN FRÈRES)

—

1890

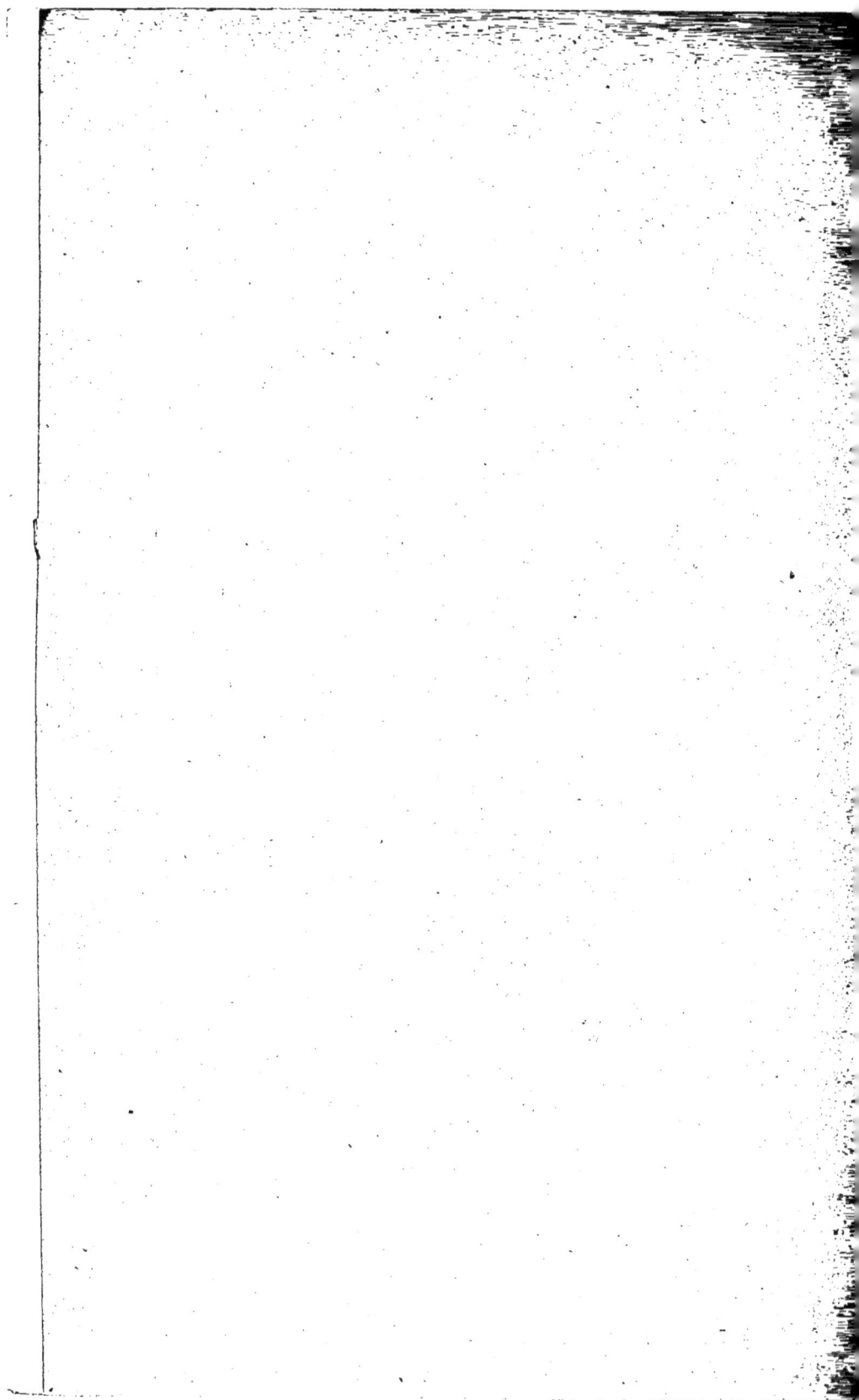

ANALYSE CHIMIQUE

DES VINS

DU

DÉPARTEMENT DE L'HÉRAULT

DE LA RÉCOLTE DE 1889

PAR

L. ROOS

Pharmacien, ancien préparateur et lauréat de la Faculté de médecine
et de pharmacie de Bordeaux, ancien préparateur à la Station agronomique de la Gironde.

G. GIRAUD

Chimiste, ancien pharmacien de la marine.

E. DAVID

Chimiste, ancien élève de l'École de physique et de chimie de Paris.

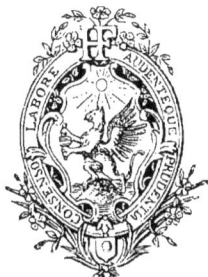

MONTPELLIER
IMPRIMERIE CENTRALE DU MIDI
(HAMELIN FRÈRES)
—
1890

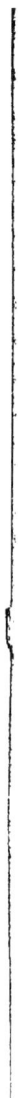

ANALYSE CHIMIQUE DES VINS

DU

DÉPARTEMENT DE L'HÉRAULT

RÉCOLTE DE 1889

Par MM. ROOS, GIRAUD et DAVID

En 1887, la Société d'agriculture de la Gironde faisait une exposition des vins de l'année récoltés dans le département. A la suite de cette exposition, MM. Gayon, professeur à la Faculté des sciences de Bordeaux ; Blarez, professeur à la Faculté de médecine, et Dubourg, chimiste, docteur ès sciences, à la disposition desquels les échantillons exposés avaient été mis, procédèrent à l'analyse de ces vins.

Ces trois chimistes n'arrêtèrent point leur travail à l'analyse des vins d'une seule année ; à la suite de la seconde exposition que fit la Société d'agriculture de la Gironde en 1888, ils publièrent une nouvelle série d'analyses comprenant les vins rouges de 1888 et un grand nombre de vins blancs de 1887.

Il nous a paru intéressant de faire pour le département de l'Hérault ce que MM. Gayon, Blarez et Dubourg faisaient pour le département de la Gironde. Étendu à tous les départements viticoles, un travail de cette nature rendrait les plus grands services aux agriculteurs, aux négociants et aux chimistes.

En octobre 1889, l'un de nous, en séance de la Société centrale d'agriculture de l'Hérault, lui communiquait notre projet en lui demandant son concours pour le recrutement des échantillons que nous ne trouvions pas réunis en une exposition préalable. La Société d'agriculture nous promit son appui, en encourageant vivement notre tentative.

Des démarches analogues, faites auprès du Comice agricole de Béziers et du Syndicat agricole et viticole de Saint-Georges-d'Orques, n'eurent pas moins de succès. Grâce à ces Sociétés et aussi à quelques personnes qui ont bien voulu nous prêter leur concours, et que nous remercions vivement, nous avons pu réunir un peu plus d'une centaine d'échantillons provenant des meilleures régions vinicoles de l'Hérault.

Antérieurement aux travaux de MM. Gayon, Blarez et Dubourg, des analyses des vins de la Gironde avaient été publiées par Fauré, en 1843, et Boussingault en 1878. Mais pour le département de l'Hérault, à part quelques analyses isolées, il n'avait été fait rien de semblable à notre connaissance.

M. le professeur Bouffard, de l'École nationale d'agriculture de Montpellier, publia, en 1885, une étude analytique des vins qu'une exposition avait réunis au Congrès viticole de 1884, organisé à l'École d'agriculture ; mais il s'agissait là de vins de tous cépages, français, américains producteurs directs et de toutes provenances, même de produits étrangers. Il y avait un grand nombre de vins provenant de vignes américaines encore peu connues, maintenant abandonnées pour la plupart.

L'étude chimique de ces produits s'imposait, et M. le professeur Bouffard ne craignit pas d'exécuter ce travail du plus haut intérêt.

Quant à nous, notre but est de donner la composition chimique des vins que l'on récolte en grand, aux lieu et place de ceux que fournissaient les anciens vignobles. La grande généralité des échantillons que nous avons recueillis répond à ce but.

Quelques-uns d'entre eux représentent des essais *(hybridations des vignes américaines avec des cépages français)*, mais ils sont rares, cinq ou six au plus.

Dans les tableaux qui suivent, nous avons déterminé pour chaque échantillon :

1º La densité ;

2º L'alcool exprimé en volume pour 100 et en grammes par litre ;

3º L'extrait sec dans le vide ;

4º — à 100 degrés ;

5º — par la méthode Houdart (1),

6º La déviation au saccharimètre ;

7º Le sucre non fermenté exprimé en glucose ;

8º Le sulfate de potasse ;

9º Le tartrate acide de potasse ;

10º Les cendres ;

11º L'alcalinité des cendres calculée en carbonate de potasse et en tartrate acide de potasse ;

12º L'acidité totale exprimée en acide sulfurique ;

13º Le tannin.

Enfin nous avons calculé :

14º La somme acide-alcool ;

15º Le rapport de l'alcool à l'extrait à 100 degrés, sucre déduit ;

16º Le rapport de l'alcool à l'extrait réduit défini par le Comité consultatif des arts et manufactures (2);

17º Le rapport de l'alcool à l'extrait dans le vide, réduit.

Les méthodes analytiques employées sont celles qui ont servi à MM. Gayon, Blarez et Dubourg pour leurs travaux sur les vins de la Gironde, à l'exception du dosage du tannin, que nous avons effectué par un procédé spécial que nous décrirons sommairement plus loin.

Ces méthodes sont :

La densité à l'aréomètre ;

L'alcool, par la distillation et prise du degré à l'aide d'un alcoomètre contrôlé ;

L'extrait sec dans le vide, par un séjour continu de quarante-huit

(1) Nous avons cru bon de faire cette détermination pour montrer quelle approximation on peut espérer de l'emploi de cette méthode.

(2) Instruction pratique pour l'analyse des vins blancs et rouges (*Journal de pharmacie et de chimie*, 5e série, tome XVIII, page 322, 1888). L'extrait réduit s'obtient en déduisant de l'extrait sec à 100 degrés le sucre moins 1 gramme et le sulfate de potasse moins 1 gramme.

heures sur l'acide sulfurique et de trois jours sur l'acide phosphorique, de 5 centimètres cubes de vin placés dans un verre de montre. La pesée effectuée au demi-milligramme donne par litre une approximation de 0 gr. 10 (1);

L'extrait sec à 100 degrés par évaporation au bain-marie d'eau bouillante et pendant six heures de 20 centimètres cubes de vin en capsule de platine cylindrique, à fond plat, de 50 millimètres de diamètre et 30 millimètres de hauteur;

La déviation au saccharimètre sur le vin traité par un dixième de son volume de sous-acétate de plomb;

Le sulfate de potasse par précipitation au moyen du chlorure de baryum acidulé, et pesée du sulfate de baryte obtenu sur 50 ou 100 centimètres cubes de vin;

Le tartrate acide de potasse par la méthode Pasteur : concentration du vin, lavage des cristaux à l'aide d'une solution saturée de tartre et pesée après dessiccation;

L'alcalinité des cendres sur les cendres solubles par une solution titrée acide;

L'acidité totale sur le vin privé de son acide carbonique, par la méthode Pasteur. Eau de chaux titrée ajoutée jusqu'à apparition d'un léger précipité floconneux.

Quant au tannin, qui avait été déterminé par MM. Gayon, Blarez et Dubourg, en oxydant par le permanganate de potasse le précipité de tannate de zinc obtenu en traitant le vin par l'acétate de zinc am-moniacal, nous avons eu recours pour son dosage à une méthode volu-métrique dont voici la description sommaire :

Le vin, légèrement alcalinisé, est traité par une solution d'acétate de plomb et de tartrate d'ammoniaque. Cette solution ne précipite aucun des sels insolubles de plomb, sauf le tannate.

On ajoute la solution plombique préalablement titrée par rapport à une solution connue de tannin, jusqu'à ce que le liquide de l'essai qui s'étend par capillarité autour d'une tache qu'on en fait sur du papier

---

(1) La température ambiante étant assez élevée, ce séjour dans le vide est suffisant. Nous avons vérifié expérimentalement que les extraits ne subissaient plus de perte de poids après ces cinq jours.

sans colle brunisse quand on le touche avec une baguette imprégnée de sulfure de sodium (1).

Cette méthode donne des résultats plus faibles que celle employée par les auteurs des analyses des vins de la Gironde. La différence, du reste, n'est pas constante, elle s'accroît lorsque les vins sur lesquels on opère sont très chargés en matières extractives, comme le montrent les chiffres ci-dessous :

Gros vin d'Espagne (Alicante) : par acéto-tartrate de plomb, 1.80 — par permanganate............................... 2.50

Vin de Jacquez sans mélange : par acéto-tartrate de plomb, 2.90 — par permanganate............................ 3.60

Aramon ordinaire (Hérault) : par acéto-tartrate de plomb, 1.30 — par permanganate............................. 1.60

Aramon et Carignane : par acéto-tartrate de plomb, 1.50 — par permanganate............................... 1.90

Ces résultats étaient à prévoir.

En effet, quand on traite un vin par l'ammoniaque, il se produit un précipité qui entraîne de la matière organique, mais non du tannin. Ce précipité est d'autant plus abondant que le vin est plus riche en extrait. Dans la précipitation du tannin par l'acétate de zinc ammoniacal, le tannate de zinc est accompagné de ce précipité dû à l'ammoniaque seule. Le permanganate de potasse agit sur ce mélange et dose comme tannin une matière organique qui n'en est pas.

Il n'existe pas, à notre connaissance, de classification des vins de l'Hérault qui nous permette de grouper nos analyses conformément à un ordre déjà connu.

Nous adopterons le classement suivant : à savoir que les noms des diverses localités représentées par nos échantillons se suivront sur nos tableaux du nord au sud du département. Nous aurions voulu pouvoir faire un tableau spécial un peu important pour les vins blancs, malheureusement leur nombre est fort restreint ; nous inscrirons les résultats que nous avons obtenus à la suite des tableaux donnant les analyses des vins rouges.

---

(1) *Journal de pharmacie et de chimie*, 15 janvier 1890. — Roos, Cusson et Giraud — Dosage volumétrique du tannin dans les vins.

NUMÉROS D'ORDRE	COMMUNE	CÉPAGES	DENSITÉ A 15°	A COOL		EXTRAIT PAR LITRE		
				En volume pour 100	En poids par litre	Dans le vide	A 100 degrés	Houdart

Vin

				degré	gr.	gr.	gr.	gr.
1	Mudaison	Alic. Bousch. Petit Bousch. sur Riparia	1 0018	7.0	56.20	29 2	24.90	23.
2	—	Aramon sur Riparia	0.9998	8.8	70.78	26.6	23.20	24.
3	St Georges-d'Orques	Aramon Cins. Carig. OEil. Aspiran sur Riparia	0.9950	10.0	80.50	25.9	19.90	17.
4	—	—	0.9967	8.8	70.78	25.7	21.25	18.
5	—	Carig. Cins. sur Riparia	0.9953	9.6	77.26	22.6	18.50	17.
6	—	—	0.9939	9.2	74.02	28.8	21.00	19.0
7	—	Carig. Aram. sur Riparia	0.9969	9.1	73.21	25.4	21.50	19.
8	—	Aram. sur Clint. et Ripar.	0.9964	9.5	76.45	25 7	22.25	19.
9	—	Aram. Carig. sur Clint. et Riparia	0.9951	10.2	82.14	24.6	19.50	18.
10	—	Alic. B. Cins. s. Cl. et Rip.	0.9974	8.2	65.92	23.3	19.60	18.
11	—	Cins. Carig. s. Riparia	0.9985	11.7	94.44	31.6	25.00	21.4
12	—	—	0.9931	10.3	82.96	22.8	17.25	15.0
13	—	Carig. Cins. Aram. s. Rip.	0.9962	9.7	78.07	25.0	19.50	19.
14	—	—	0.9972	9.4	75.64	26.5	21.50	20.
15	—	—	0.9960	9.8	78.88	25.3	19.25	19.
16	—	—	0.9971	9.8	78.88	28.3	23.25	21.
17	—	—	0.9956	10.0	80.50	26.0	22.50	18.
18	—	—	0.9960	8.7	69.97	21.5	18 50	16.
19	—	—	0.9967	8.3	66.76	24.2	17.90	16 9
20	—	—	0 9953	8.9	71.59	24.3	17.75	17.2
21	—	Cins. Aram. et Car. s. Rip.	0.9958	9.2	74.02	26.7	20.75	17.5
22	—	—	0.9962	8.8	70.78	23.9	17.50	17.
23	—	Aram. Carig. sur Riparia.	0.9953	10.9	87.88	25.5	21.0	20 4
24	—	—	0.9951	10.2	82.14	25.5	21.0	18.5
25	—	Carig. Cins. Asp. sur Rip.	0.9956	10.9	87.88	28.8	'23.25	21.1
26	Clermont-l'Hérault	2{3 Hyb. B. Aram. 1{3 sur Riparia	0.9971	7.9	63.49	23.9	17.50	16.
27	Montpellier	Alic. Bousch. sur Riparia.	0.9979	9.7	78.07	29.8	24.0	22.
28	—	Jacquez	0.9979	11.6	93.62	33.2	26.75	27.0
29	—	Aram. Alic. B. Cins. s Rip.	0.9980	8.6	69.16	27.5	24.20	20.0
30	— (1)	Aramon Alic. Bousc. Cins. Car-gn. sur Riparia	0.9958	9.5	76.46	26.4	21.60	18.
31	Lattes	Picpoul n° 9 (Hyb. Bousch. sur Américain)	1.0008	5.8	46.40	25 5	21.0	18.0
32	—	Mourastel érigé (Hybride Bousch. sur Américain)	0.9948	8.4	67.54	21.0	15.75	13.5
33	—	Carignane sur Américain	0.9910	10.9	87.88	29.0	20.25	18.2
34	—	Mourastel n° 4 (Hybride Bousch.) (sur Améric.)	0.9918	8.4	67.54	33.3	27.75	20.
35	—	Saint-Sauveur	0.9975	7.5	58 63	24.1	18.25	16 4
36	—	Hyb. Jacq. et Carignane	0.9971	7.8	62·68	25.1	20.0	16.3
37	—	—	0.9981	10.9	87.88	33.9	27 50	25.8
38	Pérols	Hyb. Jacquez et Cabernet	0.9984	11.1	89.59	39.3	34.25	26.8
39	—	Gamai (sur Américain)	0.9008	12.8	103.46	26.5	21.0	18.0
40	—	Petit B. sélectionné, s. Am.	1.0008	7.4	59.44	31.4	27.30	22 3

(1) Cet échantillon est de la récolte de 1888.

ROTATION en degrés saccharimétriques	SUCRE REDUCTEUR Calculé en glucose, par litre	SULFATE DE POTASSE Par litre	CRÈME DE TARTRE Par litre	CENDRES Par litre	ALCALINITÉ des cendres par litre, calculée		ACIDITÉ TOTALE Exprimée en acide sulfurique, par litre, vin privé d'acide carbonique	TANNIN par litre	SOMME ACIDE-ALCOOL	RAPPORT de l'alcool à l'extrait			AGE DE LA VIGNE
					En carbonate de potasse	En crème de tartre				A 100e sucre déduit	Extrait réduit	Extrait dans le vide	
	gr.	gr.	gr.	gr.	gr.	gr.	gr.	gr.					

Rouges

0	traces	0.59	3.80	3.40	1.38	3.76	7.2	1.3	11.2	2.25	2.25	1.92	4
»	»	0.41	2.70	2.50	0.69	1.88	7.0	1.3	15.8	3.05	3.05	2.66	»
»	»	0.15	4.30	2.50	1.13	3.10	4.9	1.3	14.9	4.04	4.04	3.10	7
»	»	traces	4.20	2.40	1.03	2.91	4.6	1.2	13.4	3.33	3.33	2.75	9
— 1	1.20	0.12	3.30	2.15	0.82	2.26	4.6	0.9	14.2	4.47	4.22	3.15	3
— 1	1.15	traces	3.60	2.40	0.82	2.26	4.4	1.0	13.6	3.28	3.11	2.61	3
— 2	1.50	0.35	3.55	2.26	1.28	3.48	4.6	1.0	13.7	3.66	3.40	2.93	2
— 0.5	1.40	traces	4.18	2.15	0.82	2.26	5.1	1.2	14.6	3.67	3.50	3.02	4
— 0.5	1.50	»	3.65	2.15	0.89	2.44	4.6	0.8	11.8	4.55	4.32	3.40	4
0	traces	0.44	3.40	2.00	0.82	2.26	4.9	1.0	13.1	3.36	3.36	2.82	5
— 1.5	2.44	0.11	2.75	2.15	0.82	2.26	5.0	1.3	16.3	4.18	4.00	3.13	8
0	traces	traces	3.05	2.15	0.86	2.35	4.6	1.1	14.9	4.80	4.80	3.63	»
»	»	0.27	4.10	1.75	1.18	3.15	4.6	1.2	14.3	4.00	4.00	3.12	»
»	»	0.23	3.60	1.50	1.10	3.01	5.8	1.3	15.2	3.51	3.51	2.85	3
»	»	traces	3.65	1.50	1.20	3.30	5.0	1.2	14.8	4.10	4.10	3.11	»
»	»	0.30	2.95	1.52	0.86	2.35	5.5	1.3	15.3	3.39	3.39	2.78	»
»	»	0.52	3.30	2.25	1.27	3.48	5.0	1.6	15.0	3.57	3.57	3.09	»
»	»	0.44	3.53	2.25	1.51	4.11	4.3	1.1	13.0	3.76	3.76	2.85	»
»	»	0.93	3.70	2.65	1.10	3.01	5.0	0.9	13.3	3.72	3.72	2.75	»
»	»	0.50	3.15	2.00	1.13	3.10	6.0	1.2	13.5	4.10	4.03	2.90	»
»	»	traces	3.40	1.75	1.00	2.73	5.0	1.1	14.2	3.55	3.55	2.77	»
»	»	0.63	3.40	2.00	0.93	2.59	5.4	1.3	14.2	4.04	4.04	2.96	»
0	traces	0.20	3.35	2.00	1.00	2.73	4.2	1.7	15.1	4.18	4.18	4.08	3
»	»	0.22	3.45	2.50	1.00	2.73	4.3	1.7	14.5	3.91	3.91	3.22	4
— 2.5	4.44	0.32	3.50	3.20	1.17	3.20	4.2	2.0	15.1	4.48	4.26	3.45	»
»	traces	0.30	3.60	2.25	0.93	2.59	5.3	1.4	13.2	3.62	3.62	2.65	5
— 0.5	2.19	0.26	3.30	2.65	1.44	3.95	5.3	2.0	14.9	3.59	3.44	2.73	5
— 1	2.80	0.37	2.70	2.90	1.55	4.23	6.2	1.8	17.8	3.95	3.75	2.98	»
— 0.5	1.80	1.56	2.63	2.50	0.86	2.31	5.2	1.8	13.8	3.08	3.03	2.64	5
»	»	1.12	2.57	2.25	0.93	2.59	4.4	1.8	13.9	3.53	3.55	2.91	6
»	»	0.30	3.95	2.60	1.13	3.10	5.2	1.0	11.0	2.20	2.20	1.82	6
»	»	0.33	3.30	2.00	0.89	2.44	4.2	0.8	12.6	4.29	4.29	3.21	6
»	»	0.50	3.35	2.90	1.17	3.20	4.6	0.9	15.5	4.39	4.39	3.03	12
»	»	0.30	3.80	2.15	0.82	2.25	6.7	1.5	15.1	2.43	2.43	2.02	5
»	»	0.27	4.65	2.90	1.50	4.14	5.3	1.1	12.8	3.21	3.21	2.44	12
»	»	traces	3.88	2.00	1.21	3.31	5.9	1.1	13.7	3.13	3.13	2.49	»
— 1.8	2.85	»	2.35	1.00	2.27	6.21	3.5	»	14.4	3.56	3.12	2.58	15
— 9.0	11.10	»	3.75	2.75	1.24	3.39	5.0	1.1	16.1	3.87	3.71	3.17	15
»	traces	0.15	3.50	2.50	0.96	2.63	4.2	1.0	17.0	4.92	4.92	3.90	»
»	»	0.45	4.00	2.25	1.06	2.91	6.6	1.3	14.0	2.17	2.17	1.86	»

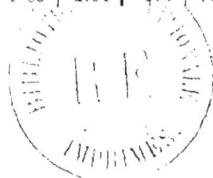

NUMÉROS D'ORDRE	COMMUNE	CÉPAGES	DENSITE A 15°	ALCOOL		EXTRAIT PAR LITRE		
				En volume pour 100	En poids par litre	Dans le vide	A 100 degrés	Houdart
				degré	gr.	gr.	gr.	gr.
41	Pérols	Saint-Sauveur..........	0.9978	7.5	58.63	23.2	17.50	16.7
42	—	Sans nom (prob. Hyb. B)	1.0004	8.4	67.54	32.8	28.50	24 0
43	—	Aram. Cins. et Carig. s Am.	0.9971	7 8	62.68	26 2	19.40	16 4
44	— (1)	Gamai (sur Américain)...	0.9956	9.1	73.21	24.2	18 90	16.8
45	Fabrègues	Aram. Jacq. Hybr. Bousc. sur Américain.........	0.9996	8.2	65.92	31.4	25.50	22.1
46	—		1.0014	7.7	61.87	29.8	24.75	24.0
47	—	Aram. Bobal Carig., etc. sur Américain.........	0.9970	9 5	76 46	27.0	20.60	20.4
48	Cournonterral	Aram. Jacq. Carig Hybr. Bousch. sur Riparia. ...	0.9984	7.9	63.49	24.8	20.70	19.0
49	—	Aram. Carignan sur Rip.	0 9985	8.2	65.92	26.0	20.70	20.0
50	—	Hybr. Bousch. et Aramon sur Riparia.....	0.9978	8 8	70.78	24.6	21.00	20.2
51	—	Carig. et Aram. sur Rip	0.9976	8.8	70.78	25.6	20.70	20.0
52	—	2|3 Aram. 1|3 Carig et Alic. Bousc. sur Riparia. ...	0.9971	8.4	67.54	24 0	19.50	17.9
53	Cournonsec	Jacq. et Aram. sur Jacq.	0.9992	7 9	63 49	26.0	19.80	20.5
54	—	Carig. et Aram. sur Amér.	0.9983	8.6	69.16	26.2	21.00	20 7
55	Villeneuve-les-Maguel.	Alicante-Bouschet sur Riparia.................	1 0004	9.3	74.83	32.4	28 50	26.2
56	—	Jacquez...............	1.0012	9.7	78 07	38.0	34.10	29.0
57	—	Aramon sur Riparia	0.9 81	7.8	62.68	21.6	20.25	18.1
58	Gigean Villeveyrac	Portugais bl. sur Rip. (2).	0 9976	8 6	69 16	26.0	20 50	19.4
59	—	Jacq Carig. Aram s. Am.	0.9968	8.9	71 50	24 2	19.60	18.9
60	—	Bobal et Jacquez	0.9987	8.9	71.50	28.3	21.50	22.3
61	— (3)	Alicante Bousch. sur Clint.	0.9976	9.2	74 02	28.8	24.00	21.0
62	—	Aram. sur Jacq. et Ripar.	0.9984	7.6	61 06	23.8	20.50	17.6
63	—	Divers sur Jacq. et Ripar.	0.9986	7.0	56.20	22 8	19 25	17.0
64	—	—	0 9 81	7.8	62.68	23 2	19 25	18.2
65	—	—	1.0004	7.0	56.20	23.5	21.00	20.6
66	—	Aramon sur Riparia.	0.9 89	7 0	56.20	23.5	19.25	17.6
67	—	—	0.9992	8 9	71.50	29.9	25 50	23.1
68	—	Divers sur Riparia...	0.9961	9 3	74.02	24 8	19.50	18.3
69	—	—	0.9971	8.7	69.97	24.3	20.25	18.7
70	—	—	0.9972	8.3	66.73	22.9	19 75	17.7
71	—	Aramon sur Riparia.....	0 9981	7.4	59 44	23.7	19.50	17.6
72	Vic-Mireval	Alic. Bousch. sur Riparia.	0.9982	9.2	71.02	29.3	26 50	22.0
73	—	Cépages divers....	0 9959	8 8	70 78	23.6	18.90	17.0
74	Poussan	Aramon sur Riparia.....	0.9996	7 4	59.44	25.8	21.60	20 0
75	Montagnac	Jacquez.......... ..	1.0011	7.8	62 68	33.3	27.90	21.2
76	—	3|4 Aram. 1|4 Car. s. Jacq.	0.9977	8.0	64 30	25.4	18.75	17.8
77	Frontignan	Alic. Bt et Ar. non greffés.	0.9974	10.7	86.24	29.0	24.10	21 2
78	Frontignan Peyrade	Alicante Bouschet sur Riparia...	1 0004	8.0	64.30	29.2	23.70	22.4
79	—	Jacquez pur..	0.9992	11.1	89.52	40 8	36.00	28 4
80	—	Aram. Carign. sur Riparia.	0 9991	10.8	87.06	34.6	29.03	27.5
81	—	Alic. Bousch. sur Riparia.	0 9989	8.4	67.54	28.8	20.75	21 2
82	—	1|4 Aram. 3|4 Car. s. Rip.	0.9961	10.2	82 14	25 7	20.60	20.0
83	—	1|4 Alic. Bousch. 3|4 Jacq.	0.9993	10.2	82 14	33.7	29 00	26 4
84	—	Aram. Carign. et Jacquez.	0.9961	9 2	74.02	22.9	19.10	18.5

(1) Cet échantillon est de la récolte de 1888.
(2) Cet échantillon est de la récolte de 1888.
(3) Cet échantillon est de la récolte de 1887.

ROTATION en degrés saccharimétriques	SUCRE REDUCTEUR Calculé en glucose, par litre	SULFATE DE POTASSE Par litre	CRÊME DE TARTRE Par litre	CENDRES Par litre	ALCALINITÉ des cendres par litre, calculée		ACIDITÉ TOTALE Exprimée en acide sulfurique, par litre, vin privé d'acide carbon.	TANNIN par litre	SOMME ACIDE-ALCOOL	RAPPORT de l'alcool à l'extrait			AGE DE LA VIGNE
					En carbonate de potasse	En crême de tartre				A 100° sucre déduit	Extrait réduit	Extrait dans le vide	
	gr.	gr.	gr.	gr.	gr.	gr.	gr.	gr.					
- 0.5	1.52	0 37	2.70	2 50	1.44	3.95	6.2	2 2	16.1	2.57	2.19	2.09	5
0	traces	0.22	3.60	2.75	1.51	4.11	5.0	1.3	14.6	3.36	3.36	2.98	3
»	»	traces	3.55	2.00	1.21	3 29	4.7	1.3	12.5	3 33	3.33	2.58	7
»	»	»	3.95	2.50	1.38	3.76	5 6	1.4	14.1	2.84	2.84	2.51	6
»	»	»	3.35	2.10	0 75	2.07	4.8	1 0	14.3	3.90	3.90	3.22	5
»	»	»	3.82	2 52	1.20	3.29	4 6	1.0	13 8	3.60	3.60	2.92	4
- 0.5	1.66	traces	3.50	2.00	1.10	3.01	4.8	1.3	15 4	4.06	3.88	3.01	5
0	traces	»	3.70	2.00	1.17	3.20	4.8	1.3	13.0	3.38	3.38	2.59	8
»	»	»	1 90	2 00	1.10	3.01	4.8	1.1	14 8	3.80	3.80	3.00	5
»	»	»	3.35	2.10	0.89	2.44	4.8	1.1	13.6	3.78	3.78	2.79	4
»	»	»	3.05	2.55	1.17	3.20	6.3	1.2	15.9	3 15	3.15	2.58	»
»	»	0.67	3.95	2.25	0.75	2.07	4.8	1.4	15.4	3.60	3 60	3.10	3
»	»	traces	4.10	2.50	1.17	3.20	4.7	0.9	13.5	2.94	2.94	2.70	5
»	»	0.36	3.75	2.25	0.82	2.26	4.6	1.1	13.6	2.96	2.96	2.77	4
»	»	traces	3.60	1.75	1 03	2.82	5.0	1.2	13.0	3.03	3.03	2.53	4
»	»	»	3.45	1.50	0.96	2.63	5.0	1.3	13 5	3.25	3 25	2.64	5
»	»	0.60	2.70	2.50	1.10	3.01	4.0	1.6	12.5	3.30	3.30	2 81	2
»	»	traces	3.37	2 25	1.38	3.76	4.9	1.6	14.1	4.15	4.15	3.19	5
»	»	0.22	3.40	2.70	1.34	3.67	4.9	1.4	11.7	2.86	2.86	2.32	»
»	»	traces	4.45	3.00	1.58	4.33	5.4	1.4	12.4	2.70	2.70	2.29	5

Récolte de 1889

- 11.2	14.28	traces	1.82	2.25	0.79	2 16	2.75	1.1	16.15	7 89	7.36	5 52	»
7.6	10.20	0 12	1.82	2.50	0.55	1.50	2 85	1.1	15.65	8 20	7.64	6.05	»
0	traces	traces	2.24	2.00	0.86	2.35	3 67	1 0	13.97	5 44	5.44	4.41	»
»	»	0.21	2.00	1.75	0.93	2.59	2.75	1.0	14.55	7.94	7.94	5.70	»
»	»	traces	2.08	2.25	1.55	4.23	3.57	1.1	14.57	7 09	7.09	5.90	»
»	»	0.20	2 40	3.60	0 77	1 97	3.57	0.9	11.80	6.06	6 06	4.77	»
0	traces	0.98	1.50	3.25	1 38	3 76	2.18	0.3	10.50	4.56	4 56	3.09	»
»	»	0 34	2.20	2.50	1.17	3.20	3 24	0.4	11 70	6.08	6 08	3.62	»
»	»	0.34	2.05	2 25	1 20	3.29	3.24	0.2	11.20	5.40	5 40	3.34	»
»	»	0 91	1.60	3.00	1 34	3 67	3.45	0.3	12.20	5 01	5.01	3.37	»
»	»	traces	2.68	1 75	0 89	2.44	5.20	0.3	16.10	5 24	5.24	3.99	5
»	»	0 35	3.00	2.10	0.86	2.35	4 87	1.2	15.07	4.57	4 57	3.92	»
- 3.2	5.26	0.12	2.40	1 75	0.48	1.31	4.89	0.8	16 79	6.11	5.73	4.72	»

Des tableaux que nous avons établis nous allons tirer des chiffres moyens, mais nous estimons qu'il serait peu juste d'asseoir sur ces données des conclusions arrêtées.

En présence d'un vignoble d'une reconstitution aussi récente que celui du département de l'Hérault, alors que nombre de nos échantillons nous sont fournis par des vignes fort jeunes, dont les produits n'ont pas encore acquis toutes les qualités qu'on en attend, il serait téméraire de donner comme chiffres faisant loi les moyennes que nous allons obtenir, lesquelles doivent évidemment se modifier à mesure que le vignoble prendra de l'âge.

Nos analyses nous permettront donc d'apprécier d'une façon générale les vins du département de l'Hérault, mais seulement pour l'année 1889. Ils sont bien constitués et présentent entre leurs différents éléments, à quelques très rares exceptions près, des rapports qui confirment les chiffres établis par les chimistes qui ont fait antérieurement des travaux sur la matière.

L'opinion qu'on pourrait s'en faire serait incomparablement mieux assise si nous pouvions donner, en même temps que les chiffres exprimant la composition chimique de chaque échantillon, des indications sur son goût et sa valeur au point de vue de la coloration.

Une Commission de dégustateurs chargés de déterminer ces qualités qui échappent à l'analyse, travaillant en collaboration avec nous, permettrait de donner une bien plus haute portée au travail que nous sommes tout disposés à entreprendre pour les années suivantes. Cette idée, que nous soumettons à l'appréciation des sociétés agricoles qui ont bien voulu nous prêter leur concours, ne rencontrerait probablement pas dans la pratique des difficultés insurmontables.

M. le professeur Bouffard, dans son rapport présenté à la Société d'agriculture de l'Hérault à la suite du Congrès vinicole de 1884, disait : « L'analyse chimique et la dégustation ne font pas double emploi ; leurs moyens d'investigation, quoique différents, concourent au même but : connaître la valeur d'un vin. Ces deux méthodes d'analyse sont aussi indispensables l'une que l'autre, elles se complètent. La dégustation par des hommes experts permet d'apprécier dans un vin des éléments, des propriétés qui échappent à l'analyse. »

Nous partageons entièrement cette opinion, est c'est là ce que nous voudrions voir mettre en pratique, comme cela se fait d'ailleurs dans d'autres pays, notamment en Autriche, où la Station agronomique de Klosterneuburg, près de Vienne, publie annuellement des travaux sur les vins, énonçant, outre les résultats analytiques obtenus, les propriétés organoleptiques de chaque échantillon.

Quoi qu'il en soit, les vins que nous avons réunis cette année sont, selon nous, de bonne qualité sous tous les rapports.

Le degré alcoolique obtenu par distillation est un peu plus faible que celui qui serait résulté de l'emploi d'autres méthodes, mais nous avons préféré ce moyen, comme celui auquel on accorde la plus grande exactitude.

L'ensemble des vins rouges a donné un titre alcoolique moyen de 8°95, soit 9 en chiffre rond, avec un maximum de 12°8 et un minimum de 6°8 (ce dernier titre appartient du reste à un échantillon fourni par une vigne soumise à la submersion hivernale).

Si l'on examine les extraits obtenus, la moyenne pour les extraits dans le vide, sans déduction aucune, est de 26 gr. 95 ; l'extrait à 100 degrés fournit 22 gr. 08, enfin celui qu'on obtient à l'aide de l'œnobaromètre Houdart ne donne que 20 gr. 05 ; ce résultat montre, en passant, que l'emploi de la méthode œnobarométrique donne des chiffres un peu faibles pour les vins de l'Hérault.

Si l'on déduit tout le sucre réducteur qui a échappé à la fermentation, la moyenne des extraits dans le vide tombe à 26 gr. 35 avec un maximum de 38 grammes et un minimum de 21 grammes. Si l'on prend l'extrait dans le vide corrigé d'après la définition de l'extrait réduit, la moyenne devient de 26 gr. 50.

En déduisant tout le sucre de l'extrait à 100 degrés, on observe une moyenne de 21 gr. 48, comprise entre un maximum de 34 gr. 10, et un minimum de 15 gr. 75.

L'extrait réduit s'élève à 21 gr. 66 en moyenne, le maximum et le minimum étant les mêmes que dans le cas précédent.

En comparant les moyennes obtenues pour l'extrait dans le vide et l'extrait à 100 degrés sans déduction aucune, on observe entre ces deux chiffres une différence de 4 gr. 87, et leur rapport est 0.81, nombre très voisin de celui obtenu par différents expérimentateurs. La moyenne indiquée par M. Armand Gautier, notamment, est de 0.785.

La plupart de nos échantillons avaient subi une fermentation complète. Ceux d'entre eux qui présentaient encore une petite quantité de sucre non fermenté ont tous donné une déviation gauche au saccharimètre, et jamais droite. Ce résultat est le même que celui observé par MM. Gayon, Blarez et Dubourg dans leurs analyses des vins de la Gironde. La raison qu'en donnent ces auteurs est que le sucre de raisin, composé de deux matières sucrées, le glucose et le lévulose, se modifie pendant la fermentation ; le glucose, qui, pris isolément, donne une déviation droite, disparaît plus vite que le lévulose, qui donne une déviation gauche, en sorte que le sucre restant inaltéré est spécialement du lévulose.

La proportion de sulfate de potasse est très faible pour ceux des échantillons qui ne sont pas plâtrés. On n'y rencontre souvent que des traces et rarement plus de 0 gr. 60 par litre. Nous n'avons reçu du reste, contre notre attente, que fort peu de vins plâtrés. Ce fait semblerait démontrer que la pratique du plâtrage dans le département de l'Hérault n'est pas aussi répandue qu'on le croit généralement. La défaveur qui atteint les vins plâtrés tend d'ailleurs à restreindre de plus en plus le plâtrage.

Pour la crème de tartre, nous avons obtenu un poids maximum de 5 grammes par litre, minimum de 1 gr. 90, avec une moyenne de 3 gr. 49.

En tannin, les résultats assignés dans les tableaux seront certainement inférieurs à ceux obtenus jusqu'à présent, la méthode employée étant exempte des causes d'erreur de celles généralement suivies, qui donnent des résultats trop forts. En se reportant aux différences observées que nous avons notées dans la première partie de ce travail, on pourra néammoins comparer les résultats avec ceux précédemment trouvés.

La richesse moyenne en tannin de nos échantillons de vins rouges est de 1 gr. 36 par litre, avec maximum de 2 gr. 30 et minimum de 0 gr. 70. Ce chiffre maximum s'applique à un vin de Jacquez, lesquels sont généralement très riches en tannin.

La somme acide-alcool trouvée a été au maximum 17.9, au minimum 11 et en moyenne 14.1. Ce résultat moyen est bien au-dessus du chiffre 12.5 que M. Armand Gautier donne comme minimum, en faisant remarquer du reste que quelques vins du Midi échappent à cette règle, ce que justifie notre minimum de 11.0. Quant au rapport entre l'alcool et l'extrait, ils sont, pour la grande majorité, beaucoup en deçà des limites que les chimistes assignent aux vins naturels. La moyenne que nous avons observée pour les rapports de l'alcool à l'extrait à 100 degrés, déduction faite de tout le sucre, est de 3.39, le maximum 4.92 et le minimum 2.17. En prenant l'extrait réduit, le rapport moyen n'est plus que 3.37. Ces chiffres s'approchent moins de la limite maxima 4.5 que ceux qu'ont donnés les vins de la Gironde de 1888, qui sont 4.3 et 4.1. Le rapport de l'alcool à l'extrait dans le vide réduit est en moyenne de 2.73, avec un maximum de 4.08 et un minimum de 1.82. L'écart entre ces deux derniers nombres n'est pas sensiblement moins grand que celui qui existe pour les rapports de l'alcool à l'extrait à 100 degrés ; aussi croyons-nous qu'il est très suffisant, dans la pratique, de s'en tenir à ces derniers.

Quant aux vins blancs, ils sont si peu nombreux, que nous ne croyons pas utile d'établir pour eux tous les chiffres que nous venons d'établir pour les vins rouges.

Quelques-uns d'entre eux ont d'ailleurs reçu un léger vinage à la propriété, et les résultats qu'on obtiendrait ne sauraient être qu'entachés d'erreur.

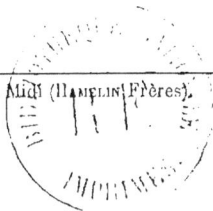

Montpellier, Imprimerie centrale du Midi (Hamelin Frères).

45

www.ingramcontent.com/pod-product-compliance
Lightning Source LLC
Chambersburg PA
CBHW070750210326
41520CB00016B/4658